AF284511

# Zigaretten®

## Zur chronischen Anwendung bei raucherbedingtem Nikotinmangel

Die seriös-satirische Gebrauchsinformation für den richtig(giftig)en Umgang mit Tabakrauch

1. Auflage

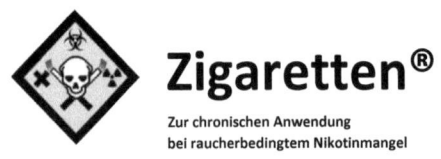

# Zigaretten®

Zur chronischen Anwendung
bei raucherbedingtem Nikotinmangel

Covergestaltung: Markus K. Hoffmann

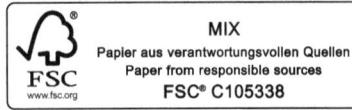

MIX
Papier aus verantwortungsvollen Quellen
Paper from responsible sources
FSC® C105338
FSC
www.fsc.org

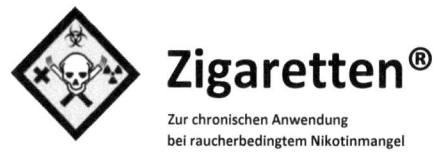

# Zigaretten®

Zur chronischen Anwendung
bei raucherbedingtem Nikotinmangel

# Gebrauchsinformation

Liebe Raucher, liebe Passivraucher!

Bitte lesen Sie die gesamte Gebrauchsinformation vor
der Einnahme von Zigaretten® sorgfältig durch. Diese
enthält wichtige Informationen für Ihr (Nicht)Raucherle-
ben, die Sie so in keiner Tabakwerbung lesen und hören
werden.

## Was sind Zigaretten® und wofür werden sie angewendet?

Zigaretten® sind tabakhältige Suchtergänzungsmittel, die bei raucherbedingtem Nikotinmangel eingesetzt werden. Sie erhalten Zigaretten® rezeptfrei in Trafiken, Gasthäusern, Tankstellen und Zigarettenautomaten, nicht aber in Apotheken. Aufgrund der massiven Lobbyarbeit von radikalen Nichtraucherverbänden sind diese dort bis dato nicht erhältlich.

Nikotin, der Hauptwirkstoff von Zigaretten®, ist ein Nervengift, das über den Tabakrauch in die Lunge des Rauchers eingesogen wird. Pro Zigarette nehmen Sie im Schnitt ca. 2 mg Nikotin auf.

Neben dem Nikotin enthalten Zigaretten® zahlreiche radioaktive, chemisch-biologische Stoffe, deren Wirksamkeit pathologisch geprüft ist. Darunter befinden sich u. a. folgende (auf eine vollständige Auflistung wird hier verzichtet, um Sie als Raucher nicht unnötig zu verunsichern):

- **Teer**: ein zähflüssiges schwarzes Kohlenwasserstoffgemisch, entsteht in der Lunge des Rauchers, krebserregend

- **Kohlenmonoxid**: farbloses Gas, blockiert die Sauerstoffaufnahme im Blut, kann Schwindel, Erbrechen und Kopfweh auslösen
- **Polyzyklische aromatische Kohlenwasserstoffe (PAK)**: krebserregend, sind auch in Autoabgasen zu finden
- **Formaldehyd**: farbloses, stechend riechendes Gas, reizt Atemwege, kann Krebs und Allergien auslösen
- **Nitrosamine**: giftige stickstoffhaltige Verbindungen, schädigen die Leber, sind krebserregend
- **Arsen**: verursacht langfristige Hautschäden, Herzerkrankungen und Lungenschäden
- **Blausäure**: hochgiftige, farblose Flüssigkeit, wird beim Rauchen als Gas aufgenommen, verursacht in kleineren Mengen Kopfschmerzen, Übelkeit, Erbrechen, in größeren Mengen Erstickung
- **Polonium**: radioaktives Zerfallsprodukt von Uran, verstrahlt die Lunge von innen
- **Plutonium**: radioaktives Schwermetall, bekannt aus Atomkraftwerken und Atombomben, stark krebserregend

# <u>Wie wirken Zigaretten®?</u>

Zigaretten® wirken auf Basis des ABCT (atomar-, biolo-gisch-chemischen-Tabak) – Komplexes. Diese einzigar-tige Wirkstoff – Formel hat tiefgreifende Auswir-kungen auf praktisch jede Zelle Ihres Körpers.

Nikotin wirkt dabei besonders rasch und sicher, in weniger als 10 Sekunden nach der Einnahme schießt das Nikotin ins Gehirn. Zusatzstoffe wie Am-moniumverbindungen, die die Zigaretten®- Herstel-ler in den Tabak mischen, sorgen für eine beson-ders intensive und schnelle Wirkung des Nikotins, den sogenannten Nikotinkick.

Das Nikotin dockt im Gehirn an die Nikotinrezepto-ren (Teile von Nervenzellen, die Nikotinsignale auf-nehmen und weiterleiten) an. Das bewirkt die Aus-schüttung von Botenstoffen (sogenannten »Glücks-hormonen«) wie Dopamin, Adrenalin und Endor-phinen und gibt Ihnen das eigenartige Gefühl, dass das Rauchen eine gute Sache ist.

Sie erleben durch diesen Nikotinkick kurzfristig eine Entspannungsphase (d. h. eine kurzfristige Befriedi-gung Ihrer Nikotinsucht). Diese hält so lange an, bis der Nikotinpegel in Ihrem Blut wieder auf ein niedriges Niveau gefallen ist, dann fordert Ihr Körper die nächste Portion Nikotin.

Als Raucher leiden Sie also ständig unter einem künstlichen Nikotinmangel, den Sie durch Ihr eigenes Rauchen geschaffen haben…

Langfristig speichern Sie alle Nikotinerlebnisse im Suchtgedächtnis in Ihrem Kopf ab. Diese Erinnerungen werden immer wieder automatisch aktiviert und Sie kommen dann auf die (grandiose) Idee zur Zigarette zu greifen.

## Nikotinentzugssymptome

Machen Sie zwischen den Zigaretten eine zu lange Pause (je nachdem, wie süchtig Sie nach Nikotin sind), dann treten Entzugssymptome auf. Der Mangel an Nikotin zeigt sich dabei sowohl körperlich als auch psychisch.

Nehmen Sie diese Entzugssymptome als Raucher sehr ernst und achten Sie darauf, regelmäßig Nikotin zuzuführen. Wenn Sie einmal Ihre Zigaretten nicht zur Hand haben, dann schnorren Sie sich beharrlich bei anderen Rauchern durch. Nur so können Sie kurzfristig die Entzugssymptome immer wieder unterdrücken.

Die akuten, körperlichen Entzugssymptome sind dabei folgende:

- Zittern
- Kribbeln auf der Haut
- Kopfschmerzen
- Schweißausbrüche
- Übelkeit
- Verstopfung
- verstärktes Hungergefühl

Die akuten, psychischen Entzugssymptome sind auf der anderen Seite:

➢ Reizbarkeit

➢ innere Unruhe

➢ depressive Verstimmungen

➢ Konzentrations- und Gedächtnisstörungen

➢ Angststörungen

➢ ständiges Kreisen der Gedanken um den Suchtstoff Nikotin

➢ die Suchtattacke, das sog. Craving

Nikotinsüchtige Patienten zeigen insgesamt folgende Verhaltensmuster:

- starker psychischer Zwang, den Suchtstoff zu konsumieren

- Kontrollverlust über das Ausmaß des Konsums

- Auftreten einer körperlichen Toleranz (Um den gleichen Nikotinkick mit der gleichen Wirkung zu erhalten, braucht es ständig mehr Nikotin)

- systematische Vernachlässigung alltäglicher Interessen aufgrund der Sucht

- das Fortsetzen des Konsums trotz negativer körperlicher, psychischer und sozialer Auswirkungen

Erschrecken Sie nicht, wenn Sie das eine oder andere Verhaltensmuster bei sich erkennen. Sehen Sie sich dadurch als seriösen Raucher bestätigt, dem das Rauchen bis zum letzten Lungenzug am Herzen liegt.

9

# Was sollten Sie vor der Einnahme von Zigaretten® unbedingt beachten?

Sprechen Sie vor dem Rauchen von Zigaretten mit Ihrem Arzt oder Trafikanten. Ziehen Sie eventuell auch Ihren Pathologen oder Bestatter hinzu. Diese Experten können mit Ihnen individuell abklären, ob das Rauchen körperlich und psychisch für Sie notwendig ist. Zigaretten sollten generell nur unter strenger Abwägung des Kosten-Nutzenrisikos angewendet werden (der Nutzen von Tabakrauchen ist bis heute wissenschaftlich heftig umstritten).

### Nehmen Sie prinzipiell Zigaretten® nur ein, wenn Sie:

-   überzeugt sind, dass das Leben ohne Nikotin zwanghaft und stressig ist.

-   mit Ihren Freunden gewettet haben, wer als erster Lungenkrebs bekommen wird.

- der Tabakwerbung glauben, dass Sie durchs Rauchen schlank und schön werden.

- der Tabakwerbung glauben, dass Sie durchs Rauchen selbstbewusst und glücklich werden.

- unbedingt wissen wollen, wie sich Asthma, COPD oder ein Emphysem anfühlt, während Sie gleichzeitig dabei nikotinsüchtig sind.

- sich immer schon gefragt haben, wie sich eine koronare Herzkrankheit, ein Herzinfarkt oder eine Angina Pectoris als Raucher anfühlt.

- an Durchblutungsstörungen leiden und nicht auf einen Schlaganfall oder ein Raucherbein verzichten möchten.

- erfahren wollen, wie Haustreppen zu begehbaren Folterinstrumenten werden.

- am Morgen Kopfweh haben wollen, als ob Ihnen jemand in der Nacht einen Baseballschläger auf den Kopf geschlagen hätte.

- sich in einem Nichtraucherraum vorkommen wollen wie in einer Folterkammer.

- glauben, Sie können sich ohne giftigen Zigarettenrauch nicht mit anderen entspannt unterhalten.

- Sie glauben, dass das Rauchen ein harmloses Hobby ist wie ins Kino gehen oder Briefmarken sammeln ist.

- Ihre Geschmacks- und Riechnerven nicht erhalten wollen und essen für Sie ein notwendiges Übel ist.

- überzeugt sind, dass die Tabakindustrie unbedingt Ihr Geld braucht.

- Ihre Kinder zu Hause systematisch auf eine erfolgreiche und langfristige Karriere als Kettenraucher vorbereiten wollen.

- auch Ihren Haustieren eine ordentliche Portion Zigaretten® -Rauch gönnen wollen.

- wollen, dass in Ihrem Auto nicht nur das Radio aktiv ist, sondern auch die Luft radioaktiv ist.

- glauben, Nichtraucher können sich bei der Arbeit nicht konzentrieren, weil Ihnen das Nikotin fehlt.

- gern Tabaksteuern für ein Produkt zahlen, das Sie krank und nikotinsüchtig macht.

- Sie Ihre Lebenserwartung als Mann um 9.4 Jahre und als Frau um 7.3 Jahre verkürzen wollen.

- nicht der Meinung sind, dass das Rauchen nur krank macht, Geld kostet, Sie im Leben nicht weiter bringt und einfach nur unnötig ist.

# Wechselwirkungen mit anderen Suchtergänzungsmitteln

### Alkohol

Nikotin hemmt den Alkoholstoffwechsel, die Alkoholkonzentration im Blut steigt bei Rauchern langsamer. Dadurch trinken Sie als Raucher dann automatisch mehr, wobei die giftigen Stoffwechselprodukte des Alkohols im Körper ebenfalls zunehmen. Zudem steigt beim Trinken die Lust auf eine Zigarette, da der Suchtmechanismus wie bei den Zigaretten mit der Ausschüttung von Dopamin funktioniert. Deshalb ist der Entzug von Alkohol und Zigaretten gleichzeitig so schwierig.

Nüchtern betrachtet gibt Ihnen also Alkohol die Gelegenheit, Ihre Nikotinsucht langfristig zu festigen.

### Koffein

Die Anwendung von Nikotin und Koffein, meistens in Form von Energydrinks, Limonaden oder Kaffee ist bei den meisten Rauchern üblich und hat eine große Auswirkung auf Ihren allgemeinen Gesundheitszustand.

Nikotin sorgt dafür, dass Koffein in Ihrem Körper schneller abgebaut wird. Dadurch werden Raucher zum erhöhten Kaffeekonsum provoziert, damit Sie den Koffeinkick mehr spüren.

Sie können sich also beim gleichzeitigen Konsum von Nikotin und Koffein ein zweites, solides Sucht-standbein aufbauen.

## Vitaminpräparate und Rauchen

Von der zusätzlichen Einnahme von Multivitamin-präparaten ist Rauchern dringend abzuraten: vor al-lem in Bezug auf Vitamin A- und Vitamin E. Wie Stu-dien zeigen, erhöht die zusätzliche Gabe der beiden Vitamine das Krebsrisiko deutlich.

## Nikotin und Arzneimittel

### Rauchen und Antibabypille

Die Östrogene der Antibaby Pille und das Nikotin erhöhen im Zusammenwirken die Gefahr von Blut-gerinnseln, wobei der Tabakrauch die Blutgefäße schädigt. Die Folgen können Schlaganfälle und Herzinfarkte sein.

# Wie werden Zigaretten® einge-nommen?

### Art der Anwendung

Zigaretten® werden unzerkaut ohne Flüssigkeit geraucht. Um die optimale Nikotinwirkung zu erreichen, nehmen Sie gleich am Morgen eine Zigarette® auf nüchternen Magen ein.

Zigaretten® sind zwar nicht verschreibungspflichtig, halten Sie sich aber bitte genau an die in dieser Gebrauchsinformation vorgegebenen Dosierungsempfehlungen, um die optimale Wirksamkeit von Zigaretten zu gewährleisten. Generell ist eine konstant hohe Dosierung von Nikotin ratsam, um Ihre Nikotinsucht chronisch unter Kontrolle zu halten.

### Dosierung von Zigaretten®

Um einen Nikotinmangel nachhaltig zu unterbinden, empfehlen allgemein führende Tabakhersteller und Trafikanten täglich mindestens einmal pro Stunde eine Zigarette zu rauchen.

Im Einzelnen richtet sich die Dosierung von Zigaretten® nach dem jeweiligen Nikotinmangelstatus des Patienten. Je mehr der Patient bereits in der

Vergangenheit Nikotin zu sich genommen hat, umso mehr muss er dieses folgerichtig einnehmen.

## <u>Einsteiger</u>

Falls Sie bis jetzt nur Erfahrung mit Passivrauch gemacht haben, beachten Sie bitte vor Ihrer ersten Zigarette folgendes: Möglicherweise kommt es bei Ihnen beim ersten Mal zu Übelkeit, Schwindel oder Hustenanfällen. Diese Nebenwirkungen verschwinden aber bei der weiteren Verwendung von Zigaretten®, da sich Ihr Körper an die Giftstoffe gewöhnen wird.

Rauchen Sie gleich von Anfang an möglichst viele Zigaretten®, wenn Sie sich das Rauchen ernsthaft antun wollen. Sie bringen damit den Nikotinkreislauf in Ihrem Blut schnell in Schwung und können die radioaktiven, chemisch-biologischen Wirkstoffe in Ihrem Körper langfristig etablieren. So schaffen Sie langfristig die Grundlage für eine solide Nikotinsucht.

## <u>Gewohnheitsraucher</u>

Achten Sie unbedingt darauf, Ihre bisherige Dosierung aufrecht zu erhalten, damit Ihr Körper keine Nikotinmangelerscheinungen entwickelt. Um einen langfristig erfolgreichen Suchtweg zu gehen, hilft es

Ihnen, Ihre täglichen Rauchroutinen zu notieren und sich Situationen auszudenken, in denen Sie zusätzlich rauchen könnten: z. B. beim Duschen oder beim Zähneputzen.

## Kettenraucher

Machen Sie prinzipiell einfach so weiter wie bisher. Überlegen Sie sich vielleicht am Arbeitsplatz, wie Sie noch mehr Zigaretten in den Raucherpausen unterbringen. Sie können z. b. gleich zwei oder drei Zigaretten auf einmal rauchen. Rauchen Sie aber bitte keinesfalls mehr als 6 Zigarettenpackungen am Tag, da Sie sonst zu wenig Zeit für andere sinnvolle Tätigkeiten zur Verfügung haben.

## Kinder und Jugendliche

Kinder und Jugendliche unter 18 Jahren dürfen Zigaretten nur als Passivraucher konsumieren. (Warum Kinder und Jugendliche problemlos Passivrauch einatmen dürfen, obwohl darin unzählige krebserregende Substanzen sind, kann Ihnen nur die Tabakindustrie erklären).

## Ältere Raucherpatienten

Bei älteren Personen ist aus pathologischer Sicht angezeigt, die bisherige individuelle Dosis beizubehalten. Bezüglich des Alters und des

Gesundheitszustands bei Älteren gibt es zudem von Seiten des Gesetzgebers keinerlei Einschränkungen für den Konsum von Zigaretten®.

**Wenn Sie einmal Zigaretten® aus irgendwelchen Gründen nicht einnehmen konnten**

Wenn Sie das Risiko ausschließen wollen, Nichtraucher zu werden, nehmen Sie die doppelte Dosis Zigaretten ein, die Sie normalerweise rauchen. Nur so können Sie rasch wieder auf einen nennenswerten Nikotinspiegel im Blut kommen.

# Welche Nebenwirkungen und Langzeitschäden können Zigaretten® haben?

Wie alle suchtfördernden Ergänzungsmittel können auch Zigaretten® Nebenwirkungen haben, die bei Rauchern unterschiedlich auftreten können. Wenn Sie Nebenwirkungen oder Langzeitschäden bemerken, wenden Sie sich zunächst an Ihren Zigarettenhersteller oder Trafikanten. Wenn diese Ihnen nicht weiterhelfen können, kontaktieren Sie bitte Ihren Arzt oder Apotheker. Dies gilt auch für

Nebenwirkungen, die nicht in dieser Gebrauchsinformation angegeben sind.

**Zu den möglichen (noch harmloseren) Nebenwirkungen des Rauchens zählen:**

- Kopfweh

- Schwindel und Übelkeit

- Husten und Atemnot

- kalte, schlecht durchblutete Hände

- trockene, entzündete Haut

- Zahnfleischentzündungen und gelbe Zähne

- gelbgefärbte Finger

- gerötete Augen

- beeinträchtigter Riech - und Geruchsinn

**Zu den schweren Langzeitschäden zählen:**

- Lungenkrebs

- Asthma

- COPD (chronische Raucherbronchitis)

- koronare Herzkrankheit

- Angina Pectoris

- Schlaganfall

- Raucherbein

- Bauchspeicheldrüsenkrebs

- Darmkrebs

- Prostatakrebs

- Hautkrebs

- Speisenröhrenkrebs

- Zungenkrebs

- Kehlkopfkrebs

- Gefäßschädigungen bis zum Raucherbein

- Diabetes

- Zahnfäulnis und Zahnverlust

- Blutkrebs (Leukämie)

- Schwangerschaft: erhöhte Gefahr von Früh- und Totgeburten, körperliche und geistige Unterentwicklung des werdenden Kindes, verringerte Lungenfunktion bei Kindern

**In sehr häufigen Fällen:**

**Auftreten eines akutes Nichtrauchersyndroms:** (besonders, wenn Sie schon jahrelang rauchen und eigentlich nicht mehr genau wissen, warum eigentlich).

Dieses Nichtrauchersyndrom äußert sich durch **spontane Bewusstseinsveränderungen mit Nichtraucher - Visionen**, u. a.:

-   Sie fantasieren plötzlich davon, am Morgen keine Zigarette mehr zu rauchen und Ihren Morgen ohne Zigarettenrauch zu genießen.

-   Sie atmen tief und frei durch, wenn Sie am Morgen aufwachen.

-   Sie haben plötzlich nicht mehr diesen üblen Geschmack im Mund, als ob Sie aus einem Aschenbecher gegessen hätten.

-   Sie riechen am ganzen Körper nicht mehr nach Zigarettenrauch, mit dem Sie sich am Vortag eingenebelt haben.

-   Ihre Augen sind nicht mehr gerötet und blutunterlaufen wie sonst immer. Das Brennen in den Augen ist ebenso weg.

-   Ihre Lungen fühlen sich nicht mehr so an, als ob Ihnen jemand ein Glas Teer hineingeschüttet hätte.

- Sie husten morgens keinen widerlichen Schleim mehr aus der Lunge, der Ihnen die Luft raubt.

- Plötzlich haben Sie beim Zähneputzen nicht mehr Blut auf der Zahnbürste und Ihr lächeln wird weißer.

- Sie genießen Ihr Frühstück ohne Zigarettenrauch und es schmeckt Ihnen wieder richtig.

- Ihre ganze Wohnung stinkt nicht mehr nach Zigarettenrauch.

- Sie setzen sich nicht gleich am Morgen in ein stinkendes, verrauchtes Auto hinein.

- Falls Sie längere Strecken öffentlich fahren müssen, haben Sie keinen Stress mehr, wenn Sie nicht rauchen können.

- Sie kommen nicht mehr als wandelnder Aschenbecher am Arbeitsplatz an.

- Sie können sich bei der Arbeit besser konzentrieren, weil die Sucht nach Nikotin
  nicht dauernd Ihre Gedanken beeinflusst.

- Sie stehen in der Arbeitspause nicht mehr
  in der Raucherecke, sondern genießen einfach ein gutes Essen in der Kantine.

- Sie werden bei der Arbeit nicht so schnell
  müde, weil Ihre Durchblutung und Sauer-
  stoffversorgung und damit Ihre Kondition
  besser wird.

- Sie können sich ohne Angst vorstellen, dass
  bei Ihnen zu Hause oder in der Arbeit der
  Lift ausfällt, und Sie einmal Treppen steigen
  müssen.

- Sie werden langfristig viel weniger oft krank
  und Ihr Wohlbefinden steigt.

- Sie kommen nach der Arbeit nicht mehr in
  eine stinkende verrauchte Wohnung zu-
  rück.

- Ihre Haut wird besser durchblutet und mit mehr Sauerstoff versorgt, Sie sehen jünger und gesünder aus.

- Sie können einen Film im Kino oder ein Konzert genießen, ohne dauernd von der Nikotinsucht geplagt zu werden.

- Sie sehen sich, wie Sie ohne Zigaretten durch einen Wald gehen und den Wald riechen und genießen können.

- Sie haben plötzlich jeden Tag mehr Geld in der Tasche und können es sinnvoll investieren.

- Sie haben die utopische Vorstellung, dass lange Besprechungen im Büro nicht mehr zur Nikotinfolter werden.

- Sie können plötzlich ganz entspannt in einem Nichtraucherlokal sitzen und das Essen genießen.

- Sie sehen sich am Abend, wie Sie nicht mehr mit verrauchter Kleidung in eine verrauchte Wohnung zurückkehren.

- Sie können ohne Sauerstoffzelt im Urlaub Sightseeing machen.

- Sie stellen sich einen entspannten Urlaub vor, in dem Sie ohne stressige Gedanken an Zigaretten am Strand liegen.

- Sie haben die Vision, dass Sie in der Zukunft einfach mehr Möglichkeiten haben, weil Sie körperlich und psychisch stärker sind.

Wenn Sie eine oder mehrere der oben genannten Nebenwirkungen oder Langzeitschäden bei sich beobachten, **setzen Sie Zigaretten® auf jeden Fall ab**.

Gehen Sie dabei folgendermaßen vor: (ganz im Ernst, 100 % echt jetzt!)

· Setzen Sie sich eine letzte Rauchfrist von fünf Tagen. Danach schließen Sie für immer mit dem Rauchen ab.

· Beobachten und analysieren Sie Ihre Rauch-
zwänge. Je besser Sie sich als Raucher kennen,
umso gezielter können Sie mögliche Rückfallsituati-
onen in Zukunft verhindern, weil Sie sich darauf
einstellen können.

· Planen Sie Ihren ersten rauchfreien Tag genau
durch. Schreiben Sie alles auf, was Sie an diesem
Tag machen werden. Dieser Tag soll möglichst
stressfrei und voller Aktivitäten sein, die Ihnen Spaß
machen.

· Machen Sie sich klar, dass Ihnen rauchen im End-
effekt nur Entzugsstress und Krankheiten bringt!
Die ganzen angeblichen Vorteile sind nichts ande-
res als Selbstbetrug.

· Informieren Sie Ihr Umfeld vom geplanten Rauch-
stopp. Einerseits können Sie sich moralische Unterstützung holen und andererseits haben Sie einen
positven Druck von außen, um das Ganze dauerhaft
durchzuziehen.

· Richten Sie sich eine Freunde-Hotline ein. Es hilft
Ihnen sehr weiter, wenn Sie in einer schwierigen Si-
tuation mit einem guten Zuhörer in Kontakt sind.
Ihr Stresspegel sinkt dadurch erheblich.

· Rauchen Sie die allerletzte Zigarette ganz bewusst und machen Sie sich klar, wie eklig und giftig der Zigaretten® - Rauch in Wirklichkeit ist. Sie werden froh sein, dass Sie diesen Glimmstengel nie mehr angreifen!

· Stellen Sie nach der letzten Zigarette eine völlig rauchfreie Umgebung her. Dadurch wird Ihr Suchtgedächtnis nicht mehr aktiviert, nach dem Motto: Aus den Augen aus dem Sinn.

· Arbeiten Sie sich immer in 24-Stunden Schritten zum Nichtraucher vor. Kleine Erfolgsschritte motivieren Sie für das langfristige Ziel.

· Meiden Sie brenzlige Orte wie Raucherlokale, Raucherparties, Tabaktrafiken. Sie aktivieren dort nur Ihr Suchtgedächtnis und laden sich zusätzlichen Stress auf.

·Ernähren Sie sich optimal mit Vitaminen und Mineralstoffen. Dadurch steigert sich Ihr körperliches und psychisches Wohlbefinden, was dem Entzugsstress gut entgegenwirkt.

· Bringen Sie Ihren Körper möglichst oft in Bewegung. Sie bauen dabei Stress ab, da Ihr Körper Glückshormone ausstößt. Außerdem kurbeln Sie Ihr Herz- Kreislaufsystem an und tanken Sauerstoff.

· Setzen Sie Hilfsmittel gegen psychische Suchtattacken ein wie: Atemübungen, Bewegung, ein Glas Wasser trinken, Kaugummi oder Zahnstocher kauen.  Dieses Suchtattacken dauern im Schnitt ca. 2 Minuten, dann ist der Spuk schon wieder vorbei.

· Halten Sie Ihr Nichtraucherleben jeden Abend mit einem Protokoll schriftlich fest. Die Erfolge, die Sie dadurch jeden Tag verbuchen, geben Ihnen Selbstvertrauen und machen Sie stolz.

· Richten Sie sich ein Nichtraucherkonto ein    . Wenn Sie sich nur das Geld für eine Schachtel am Tag weglegen, sparen Sie sich im Jahr schon 1800 Euro!

· Trinken Sie auch weniger Alkohol und stürzen Sie sich nicht auf Süßigkeiten. Die Gefahr besteht grundsätzlich, dass Sie diese als Ersatzdroge für das Nikotin verwenden könnten.

· Lassen Sie die Finger von sogenannten Rauchalternativen oder Nikotinersatzmitteln. Sie kommen dadurch vom Nikotinpfad nicht herunter und landen höchstwahrscheinlich früher oder später doch wieder beim Rauchen!

· Eine Zigarette ist eine zu viel! Bleiben Sie unter allen Umständen Nichtraucher, auch wenn Sie unter enormem Stress stehen. Halten Sie sich immer vor Augen: Das Rauchen einer Zigarette wird Ihre Situation keinesfalls besser machen!

# Wie sind Zigaretten® aufzubewahren?

Bitte lagern Sie Zigaretten außerhalb der Reichweite von passivrauchenden Kindern und keinesfalls über 125 Grad.

Falls Sie sich aufgrund eines akuten Nichtrauchersyndroms dazu entschlossen haben, mit dem Rauchen aufzuhören, lagern Sie die Zigaretten im Mülleimer Ihres Vertrauens.

# Allgemeine Informationen zu Suchtergänzungsmitteln

Suchtergänzungsmittel wie Zigaretten® sind kein Ersatz für eine rauchfreie und abwechslungsreiche Ernährung und eine gesunde Lebensweise.

Zigaretten® sind ohne Verschreibung erhältlich. Um ihre volle toxische Wirkung zu entfalten, müssen Zigaretten® vorschriftsgemäß eingenommen werden. Die empfohlene Verzehrsmenge darf dabei nicht unterschritten werden.

Dies gilt nicht beim Auftreten von oben erwähnten Nebenwirkungen und Langzeitschäden, dann sind Zigaretten schrittweise wie oben beschrieben abzusetzen.

## Meldung von Nebenwirkungen beim Lesen der Gebrauchsinformation

Bitte melden Sie dem Autor dieser Gebrauchsinformation, wie es Ihnen mit dem Lesen und dem (NICHT)Rauchen ergangen ist/ergeht. Sie können das am besten tun, indem Sie eine Kundenrezension verfassen. Diese Rezension ist für den Verfasser dieses Buches hoffentlich genauso unterhaltsam, wie für Sie das Buch, das Sie gerade gelesen haben.

Der Autor dieser Gebrauchsinformation freut sich jedenfalls über Ihr Feedback und bedankt sich jetzt schon für Ihr Interesse und Ihre Unterstützung. Und denken Sie immer daran:

# RAUCHEN LOHNT SICH (NUR FÜR DEN ZIGA-RETTENHERSTELLER UND TRAFIKANTEN)!

# Impressum und Haftungsausschluss